DE
L'EXISTENCE D'UNE VALVULE

INSÉRÉE

SUR LA PAROI POSTÉRO-SUPÉRIEURE DU VAGIN

PAR

JULES SOLLER

Interne des hôpitaux de Lyon.

Communication faite à la Société des Sciences médicales de Lyon.

LYON
ASSOCIATION TYPOGRAPHIQUE
T. GIRAUD, rue de la Barre, 12.

1882

DE
L'EXISTENCE D'UNE VALVULE
INSÉRÉE
SUR LA PAROI POSTÉRO-SUPÉRIEURE DU VAGIN

PAR

JULES SOLLER

Interne des hôpitaux de Lyon.

Communication faite à la Société des Sciences médicales de Lyon.

LYON
ASSOCIATION TYPOGRAPHIQUE
T. GIRAUD, rue de la Barre, 12.

1882

DE

L'EXISTENCE D'UNE VALVULE

INSÉRÉE

SUR LA PAROI POSTÉRO-SUPÉRIEURE DU VAGIN

Dans le courant de notre dernier semestre comme interne à l'hospice de la Charité, service de gynécologie, notre maître, M. le professeur Laroyenne, attira plus d'une fois notre attention sur une malformation spéciale du vagin qui n'a pas été jusqu'ici signalée par les auteurs. Il s'agit d'une espèce de cloisonnement transversal, de forme et de nature toute particulières, rappelant absolument les valvules sigmoïdes des veines, et situé à la portion supérieure de la paroi postérieure du vagin.

Avant d'entreprendre lá description de cette anomalie, citons de suite deux observations de ce genre recueillies dans le service.

Observation I. — Magdeleine P..., 28 ans. Premières menstrues à 14 ans, toujours régulières. Le 8 mai 1880, accouchement normal à la Maternité de la Charité; le travail dura 14 heures, mais il fut suivi de nombreuses crises d'éclampsie, une trentaine environ, qui se succédèrent de demi-heure en demi-heure, et pour lesquelles on lui administra le chloral. Le fait le plus remarquable, c'est que la malade n'a aucune souvenance de ce qui s'est passé dans les deux ou trois jours qui ont précédé et suivi ces crises : son passage à la salle de travail, les douleurs, l'accouchement, sont des faits dont elle n'a pas le moindre souvenir, et il faut arriver au 16 mai pour qu'elle reprenne ses fonctions intellectuelles.

Les urines, examinées pendant les crises, furent trouvées très-albumineuses. Les suites de couches ont été accompagnées d'un phlegmon iliaque et d'une broncho-pneumonie pour lesquels on envoya la malade à l'Hôtel-Dieu.

Elle revint trois mois après à la Charité, dans le service de gynécologie, ne conservant alors plus qu'un peu d'empâtement dans la fosse iliaque gauche, mais présentant une disposition anormale du vagin, pour laquelle on l'adressait dans le service.

A son entrée, on constate, immédiatement au-devant du col de l'utérus, un croissant membraneux, lisse, souple, régulier, dont la convexité épaisse se continue avec la paroi postérieure du vagin, et dont la concavité libre, mince, laisse entre elle et la paroi antérieure un orifice dans lequel on introduit facilement la phalange unguéale de l'index. Les extrémités de ce croissant, dirigées en avant, sont beaucoup plus indurées que la partie moyenne, et s'effilent pour se souder aux parois latérales du vagin. La face inférieure de cette membrane est convexe, tandis que la supérieure, concave, est à 2 centimètres du col utérin, qu'on trouve absolument normal.

Pas de troubles fonctionnels. La malade a eu son retour de couches. Les urines, examinées alors, sont redevenues normales.

M. Laroyenne débride cette valvule à sa partie moyenne, au moyen d'une incision faite avec des ciseaux longs. Il n'en résulte aucune douleur, mais seulement l'issue de quelques gouttes de sang.

Au moment de l'entrée de la malade dans le service de gynécologie, M. Laroyenne se demanda si cette induration des extrémités du croissant ne pouvait être expliquée par le travail du précédent accouchement. Or, l'observation recherchée à la Maternité ne fournit aucune indication à ce sujet :

non-seulement l'accouchement avait été normal, mais encore la valvule avait alors passé inaperçue.

Notre ancien et excellent collègue M. le docteur Cassin a cité cette observation dans une communication qu'il fit l'an dernier : *Sur certaines anomalies des organes génitaux dans leurs rapports avec l'accouchement.* Mais nous ne saurions trop le répéter, le peu de hauteur de ce repli et sa situation ne peuvent faire naître l'idée d'un obstacle au cours du travail.

Observation II. — Marie V..., 39 ans, entre le 13 mai 1880 dans la salle Sainte-Thérèse, n° 7. Menstruation toujours régulière depuis l'âge de treize ans. Deux accouchements normaux, le premier il y a huit ans, le second il y a quatre ans. C'est depuis ce dernier accouchement que la malade se plaint de douleurs presques continuelles siégeant dans les reins et le bas-ventre, et s'accompagnant de leucorrhée, de métrorrhagies fréquentes et de désordres menstruels. La malade fut traitée pour cette affection il y a six mois, par un médecin de Lyon qui lui cautérisa le col, d'abord avec le crayon de nitrate d'argent, ensuite avec des tampons imbibés de teinture d'iode.

A l'entrée de la malade dans le service, on constate, outre de la métrite chronique du col, une bride transversale en forme de croissant, située au-devant du col, et insérée sur la paroi postérieure du vagin. Celle-ci présente tous les caractères de la vaginite granuleuse, surtout immédiatement au-dessous du septum. En introduisant la phalange unguéale derrière cette membrane, en forme de nid de pigeon, on en retire quelques débris de tampons iodés, qui depuis plusieurs mois sont restés à demeure, retenus dans ce cul-de-sac. Ces tampons retirés, le doigt sent au-dessus de la cloison de nombreuses végétations et des granulations qui se continuent jusque sur la lèvre postérieure du col.

Même opération que précédemment, les suites en sont tout aussi simples.

Ces deux observations ne sont pas des faits isolés, et nous ne les avons citées que comme exemples ; au dire de M. Laroyenne, il ne se passe pas de semestre qu'on n'en observe à la Charité un ou deux cas dans le même genre. C'est ce qui rend d'autant plus surprenant le silence absolu des auteurs à ce sujet; malgré, en effet, toutes les recherches que nous avons faites dans les ouvrages, traitant du cloisonnement transversal du vagin, nous n'avons vu signalée nulle part cette membrane particulière sur laquelle nous désirons attirer aujourd'hui l'attention de la Société des Sciences médicales.

Parcourons rapidement, depuis les temps les plus réculés de la médecine jusqu'à nos jours, l'histoire des atrésies plus ou moins complètes du vagin.

Nous voyons qu'Hippocrate cite des femmes à « matrice bouchée »; mais pour lui comme pour Aristote, cette obstruction porte sur l'orifice vulvaire. Un tel état pathologique était connu des anciens qui le regardaient comme un présage funeste; au dire de Pline, Cornélie, mère des Gracques, en était affectée.

Au VIe siècle, Aétius d'Amide parle d'obstacles membraneux pouvant siéger à la vulve, dans la continuité du vagin ou à l'orifice utérin; il cite un cloisonnement complet.

Pour Avicenne (XIe siècle) il existe deux espèces d'obstacles empêchant l'issue, les uns du flux menstruel, les autres du produit de la conception.

En 1760, Ruisch le premier parle d'une double membrane ayant entravé l'accouchement. Heister, son élève, rapporte deux cas analogues. Il s'agissait sans doute chaque fois d'un cloisonnement simple avec persistance de l'hymen.

Astruc (1763) consacre à cette lésion une place dans son *Traité des maladies des femmes;* mais il admet surtout, pour l'avoir rencontrée plusieurs fois, l'existence d'une cloison à l'entrée du vagin.

De Haen cite un cas où l'obstruction occupait en arrière de l'hymen imperforé toute l'étendue du vagin ; les chirurgiens, en essayant de la détruire, pénétrèrent dans la vessie.

Au commencement du XIXe siècle, on ne trouve publiées que six observations concluantes sur les atrésies vaginales (Ruisch, Becker, Morgagni, Willis, Benevoli, Schultz).

Bas (1812), Villette (1824) en font le sujet d'une dissertation inaugurale.

Boyer, dans ses cliniques, traite seulement des atrésies membraneuses, sans parler des cloisons incomplètes.

Lefort, dans sa thèse d'agrégation, en 1863 (vices de conformation de l'utérus et du vagin), parle peu des cloisons transversales. Puech (*Atrésie des voies génitales*, 1865) fait une étude complète et savante des atrésies membraneuses, mais il ne dit absolument rien sur les cloisons transversales incomplètes.

Enfin, Delaunay (thèse, Paris, 1877), étudie à fond la question du *cloisonnement transversal du vagin;* mais, non-seulement il ne signale pas la forme en croissant dont nous parlons, mais encore il n'attribue pas de siége fixe à la cloison; pour lui, elle est toujours représentée par une membrane située à un point quelconque du vagin, circulairement confondue avec cet organe, et plus ou moins largement perforée à son centre.

En ce qui concerne la situation du cloisonnement transversal, les auteurs ne lui ont jamais assigné de siége fixe, en raison de la diversité des observations qui ont été publiées à ce sujet. On en a constaté sur toutes les portions du vagin; aussi voit-on différer chaque fois la distance qui sépare la vulve de la membrane : elle est de 3 centimètres pour Jarjavay, de 3 à 5 pour Cazeaux, et de 4 a 5 pour Delaunay. M. le professeur Bouchacourt (*Bulletin de thérapeutique*, 1838) cite un cas où il a trouvé le cloisonnement à 20 millimètres de la vulve. Textor ne l'a rencontré qu'à trois lignes des caroncules myrtiformes.

Les gynécologistes contemporains sont tout aussi muets dans leurs traités spéciaux :

Courty parle seulement de cloisons transversales plus ou

moins épaisses, membraneuses, complètes ou incomplètes, annulaires.

De Sinéty dit que le cloisonnement transversal est dû à une imperforation de l'hymen ou à une membrane en forme de diaphragme, située plus ou moins haut dans le canal vaginal ; ces cloisons sont, d'après lui, tantôt complètes, tantôt incomplètes, ces dernières présentant un orifice situé soit à la partie centrale, soit latéralement.

Gaillard Thomas, dans son *Traité des maladies des femmes*, n'en dit pas davantage : il avance que l'atrésie du vagin peut être partielle ou complète, et qu'elle siége généralement à la partie supérieure, moyenne ou inférieure du canal.

Robert Barnes n'est pas plus explicite.

Schrœder dit textuellement : « On rencontre fréquemment dans le vagin des brides formant des ponts qui vont d'un côté à l'autre, mais souvent ne réclamant aucune intervention pendant l'accouchement, parce qu'elles sont très-minces et se laissent facilement déchirer par la tête qui les pousse au-devant d'elles. »

On voit, d'après toute la bibliographie que nous venons de passer en revue, qu'il n'est absolument pas question de ces valvules que nous avons signalées à un point fixe et invariablement le même, valvules sigmoïdes à concavité supérieure, et dont les cornes viennent se perdre sur les parois latérales du vagin.

Symptômes. — On conçoit très-bien que les signes rationnels manqueront la plupart du temps, puisqu'il s'agit ici d'une cloison incomplète, ne mettant obstacle ni au sang menstruel, ni aux écoulements muqueux provenant de la cavité utérine.

Les signes physiques, que nous avons déjà énumérés dans nos observations, sont les plus importants, car c'est par le toucher seul et le spéculum qu'on arrivera à reconnaître l'existence de cette valvule. Celle-ci pourtant, à cause de son peu d'épaisseur et de sa mollesse, peut parfaitement passer inaperçue, même par le toucher, car le doigt qui explore le col la déprime souvent en haut, en l'appliquant contre la paroi postérieure du vagin ; c'est peut-être la raison pour laquelle cette sorte de membrane est restée si longtemps méconnue. Quoi qu'il en soit, un des principaux caractères de sa présence consiste dans l'impossibilité de charger le col et de le faire pénétrer complètement dans l'ouverture du spéculum.

Complications. — Nous avons dit que cette valvule, par sa forme et son siége, ne pouvait en aucune façon mettre obstacle aux écoulements des règles et des sécrétions utérines; ajoutons qu'elle ne peut pas davantage s'opposer ni à la conception, ni au passage de la tête fœtale ; en effet, dans les deux observations que nous avons citées, la conception avait eu lieu, et les accouchements antérieurs n'avaient non-seulement pas été retardés par la présence de cette valvule, mais encore celle-ci n'en avait subi aucune déchirure et présentait toujours une parfaite régularité. Il en était de même pour toutes les multipares chez lesquelles M. Laroyenne a observé ce genre de malformation.

La malade qui fait le sujet de notre observation II présentait, avons-nous dit, des végétations et de la vaginite granuleuse, non-seulement tout autour de la membrane semilunaire, mais encore sur la lèvre postérieure du col; c'est là, en effet, une complication dont on se rend parfaitement compte : on comprend très-bien combien cet état anatomique spécial favorise le processus d'irritation de la lèvre postérieure du col utérin et de la muqueuse vaginale avoisinante. Ces phénomènes inflammatoires seront d'autant plus accentués que les sécrétions utérines pourront être retenues en partie dans le cul-de-sac déterminé par cette valvule, ou que des corps étrangers, comme des débris de tampons, peuvent y être oubliés.

Anatomie pathologique. — La membrane en question n'a pas de tissu spécial; sa vue au spéculum, sa souplesse au doigt, sa consistance à la section, le peu d'hémorrhagie qui en résulte, tout prouve qu'elle n'est constituée, comme toutes les valvules, que par un simple adossement de la muqueuse vaginale ; celle-ci forme ainsi deux feuillets entre lesquels se trouve une lame de tissu cellulaire, parsemée

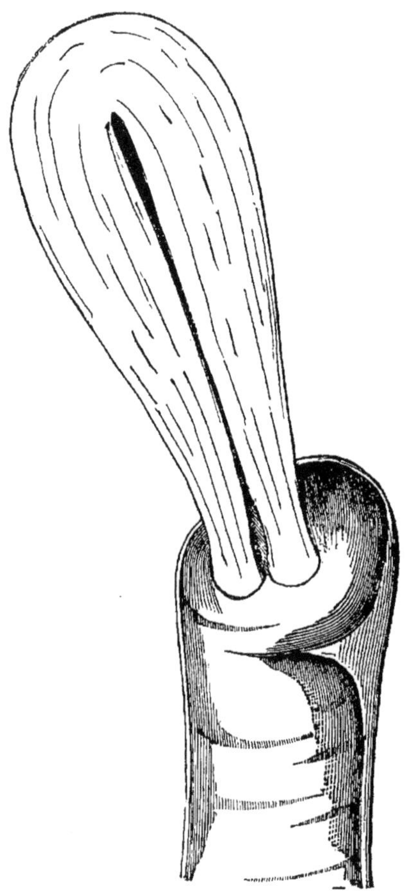

probablement de fibres élastiques ou musculaires. Bien que nous n'ayons pas eu l'occasion de faire trancher la question par le microscope, nous pouvons affirmer que la tunique externe du vagin et les parois du rectum ne participent pas à la constitution de cette membrane, comme on peut s'en rendre compte d'après la figure placée ci-contre ; s'il n'en était pas ainsi, la section serait chaque fois suivie d'une fistule recto-vaginale.

Pathogénie. — Quelle est la signification de cette membrane ? Est-elle de nature cicatricielle, ou a-t-elle une origine congénitale ?

Pour résoudre la question, passons d'abord en revue toutes les explications qui ont été données sur la pathogénie des différentes espèces de cloisons transversales du vagin.

Ledru admet que, pendant la grossesse, les tiraillements exercés par l'utérus sur l'hymen peuvent provoquer le dédoublement de cette membrane. Nous ne nous arrêterons pas plus longtemps sur cette explication qui semble difficile à comprendre.

Dugès et Boivin n'ont voulu voir dans le cloisonnement transversal du vagin que la propulsion et le décollement des replis vaginaux, au moment de la descente de la tête pendant l'accouchement. On ne peut pas admettre ici une semblable théorie, d'abord parce que la portion fixe du vagin où est insérée cette valvule échappe en partie aux frottements de la tête qui descend, ensuite parce que cette malformation a été observée souvent, même chez les nullipares.

Pour Roth (1862), beaucoup de cloisonnements transversaux du vagin sont déterminés par l'usage des injections caustiques, les manœuvres abortives, des ulcérations ou plaies vaginales, etc. Il est évident que ce cloisonnement de nature inflammatoire peut parfaitement exister; mais on conçoit bien que dans ce cas la membrane devrait être irrégulière, rugueuse, consistante, de nature fibroïde comme tous les tissus cicatriciels. De plus, les plaies, les inflammations, les ulcérations pourront produire des brides à direction variable, une coarctation circulaire ou partielle du vagin, mais jamais une véritable cloison membraneuse, surtout une cloison aussi souple, aussi régulière et polie que celle que nous signalons.

Enfin, on a dit que le cloisonnement transversal du vagin était congénital, et que cette anomalie tenait à un arrêt de résorption ou de canalisation du conduit dans un point de sa longueur. C'est là la théorie la plus généralement adoptée pour toute espèce de membrane vaginale, c'est celle que, en vertu des signes physiques énumérés, nous admettrons sans réserve pour la pathogénie de notre cas particulier. On ne peut, en effet, qu'assigner une origine congénitale à une membrane aussi régulière et souple, et dont la présence a été constatée, non-seulement chez des nullipares, mais même chez des femmes encore vierges.

Ce point de pathogénie posé, et étant établi que nous avons ici affaire à une malformation congénitale, nous pouvons en déduire immédiatement, et d'une façon toute logique, la véritable théorie du *développement du vagin*, théorie sur laquelle les auteurs sont encore loin d'être d'accord.

A ce sujet, trois explication différentes ont été données.

Les uns, et c'est le plus grand nombre, basant leur hypothèse sur les faits observés de vagins doubles accompagnant si souvent les utérus doubles, prétendent que le développement du vagin se fait uniquement aux dépens de l'extrémité inférieure des canaux de Müller. Pour ces auteurs, les deux cordons de Müller, d'abord pleins, et séparés en haut par la largeur de la colonne vertébrale et des corps de Wolff, s'unissent en bas en s'adossant l'un à l'autre; la partie située au-dessus du point de jonction et du ligament de Hunter formera la trompe, la partie située au-dessous constituera l'utérus et le vagin ; plus tard, chacun de ces cordons se creuse en une cavité distincte, formant ainsi deux canaux adossés comme les canons d'un fusil double, et séparés par une cloison médiane qui disparaît elle-même peu à peu en se résorbant de bas en haut.

Cette théorie, évidemment très-ingénieuse, a été chaudement soutenue par Geoffroy Saint-Hilaire, Serres, Leuckart, Thiersch et Coste; elle a été adoptée sans contestation par Sappey, Tillaux, de Sinéty et Longet. Mais, si elle est en rapport avec les faits observés de vagins doubles, nous lui ferons le grave reproche de ne pouvoir expliquer les cas si nombreux de cloisons transversales ; comment pourrait-elle le faire si l'on suppose que le vagin n'est primitivement que la continuation de l'utérus, et que, comme lui, il se développe tout entier aux dépens des canaux de Müller ? On ne saurait l'expliquer qu'en admettant, chose invraisemblable, que le creusement des canaux de Müller se fait en même temps sur plusieurs points à la fois.

Pareille objection ne peut être adressée à la seconde théorie, celle de Rathke et Bischoff, qui a été si bien exposée par Courty, dans son *Traité des maladies des femmes.* Le savant professeur de Montpellier a fait de cette question une étude si approfondie, il a tellement complété les idées de Rathke, qu'il peut être considéré comme le véritable auteur de l'hypothèse attribuant au vagin un développement indépendant de celui de l'utérus. Nous allons le résumer brièvement.

Au moment où l'utérus se forme par l'adossement des canaux de Müller, il se trouve entre lui et le feuillet externe du blastoderme, qui formera plus tard la vulve en se déprimant, un véritable cloaque ou cavité commune à plusieurs organes creux ; dans ce cloaque, qui est l'aboutissant du rectum et de la vessie, des conduits de Wolff et des canaux de Müller, on voit se former une cloison qui, d'abord peu marquée sous forme d'éperon, situé à la partie supérieure, descend ensuite de haut en bas, et finit par constituer une membrane verticale et aplatie d'avant en arrière, séparant complètement l'intestin de la vessie. C'est dans cette cloison que se développe ensuite le vagin, sans qu'on puisse affirmer si sa formation marche de haut en bas ou de bas en haut ; mais ce qu'on peut avancer d'une façon certaine, d'après Courty, c'est que ce développement dans l'intérieur de la cloison se fait par *deux canaux latéraux, s'abouchant en haut avec les cols utérins, terminaison des canaux de Müller, et, en bas, avec la vulve.*

Cette hypothèse, établie par Courty pour le développement du vagin, est évidemment plus logique, plus admissible que la première dont nous avons parlé. Elle peut expliquer la plupart des anomalies et des malformations congénitales du vagin, depuis l'absence absolue de cet organe jusqu'à ses cloisonnements, aussi bien longitudinaux que transversaux. Mais nous ne pourrions pas admettre cette théorie d'une façon absolue ; car, bien qu'elle se rapproche de la vérité, elle n'explique pas la variété de cloison à laquelle nous avons affaire. En effet, Courty donne le col utérin comme limite des canaux de Müller ; pour lui, le vagin tout entier se développerait aux dépens de la cloison recto-vésicale. Mais nous ferons observer que la valvule en question ne siége pas à l'union de l'utérus et du vagin, et qu'elle laisse au-dessus d'elle les culs-de-sac et le cinquième environ du canal vaginal.

Il est enfin une troisième théorie, c'est celle qui assigne au vagin une triple origine : sa partie supérieure proviendrait des canaux de Müller, sa partie inférieure de la dépression vulvaire, et sa partie moyenne résulterait de la résorption du tissu embryonnaire qui sépare les deux segments supérieur et inférieur.

Cette hypothèse est la seule que nous puissions adopter, c'est la seule qui explique l'existence de la valvule spéciale qui fait l'objet de notre étude. Rien de plus simple que d'admettre que cette malformation est le résultat d'un arrêt de résorption ou de canalisation du vagin, au moment où il s'abouche en haut avec les canaux de Müller, ceux-ci ayant formé l'utérus et la portion supérieure du vagin. Ce qui prouve cette manière de voir, c'est non-seulement la régularité de la valvule, mais surtout son siége toujours fixe et sa forme constante.

Traitement. — Nous avons vu que, pour remédier aux inconvénients qui résultent de la présence de cette membrane, M. Laroyenne se contentait de l'inciser avec des ciseaux longs à sa partie moyenne, dans le point où elle a le plus de hauteur. Cette opération est absolument inoffensive et n'a jamais donné lieu à aucune complication ; elle est, de plus, peu douloureuse, et l'hémorrhagie qui en résulte est insignifiante ; en outre, on n'a pas à craindre l'ouverture du rectum, car nous avons vu qu'il n'entre dans sa composition aucune des parois de ce conduit, pas même le feuillet externe du vagin.

Cette petite opération faite, il est bon d'introduire dans le cul-de-sac postérieur un tampon suffisamment gros de coton imbibé d'eau phéniquée, qu'on renouvellera tous les jours ; cette précaution n'a pas seulement pour but la cicatrisation de la plaie, mais elle sert aussi à séparer l'une de l'autre les deux portions de la membrane divisée, et d'éviter ainsi leur recollement.

En résumé, de l'étude que nous venons de faire, voici les conclusions qu'on peut tirer :

Outre les cloisonnements transversaux complets ou incomplets que l'on rencontre sur toute la longueur du vagin, il en est un de nature spéciale que nous n'avons vu signaler nulle part.

Il a son siége fixe à la partie postéro-supérieure du vagin et affecte la forme d'un nid de pigeon, d'une valvule sigmoïde insérée sur la paroi postérieure ; sa face concave, tournée en haut, est à une distance du col de un centimètre à un centimètre et demi, et ses extrémités vont se perdre en avant sur les parois latérales en s'effilant de plus en plus.

Cette membrane est molle, régulière, souple et lisse ; elle peut passer inaperçue, même au toucher, à cause de son peu d'épaisseur et de sa dépressibilité ; mais elle n'est pas très-rare, et on en observe à la Charité en moyenne un ou deux cas par semestre.

Elle n'est un obstacle ni à la conception ni à l'accouchement, et laisse passer facilement le sang des règles ; mais elle empêche l'introduction complète du spéculum, et met le chirurgien dans l'impossibilité de charger le col. De plus, elle peut amener par sa présence un état inflammatoire de la muqueuse avoisinante, ainsi que de la lèvre postérieure du col. Enfin, des sécrétions utérines ou des débris de corps étrangers s'accumulent parfois au-dessus d'elle, dans le cul-de-sac que détermine sa face supérieure.

Cette valvule n'a pas de tissu spécial ; elle résulte du simple adossement de la muqueuse vaginale, formant ainsi un pli au milieu duquel est une lame de tissu cellulaire, sans interposition de la tunique externe du vagin.

On la rencontre aussi bien chez les nullipares que chez les femmes qui ont eu plusieurs enfants ; ce fait, ainsi que la souplesse et la régularité de la membrane, prouvent qu'elle n'est pas le résultat d'une déchirure, d'un traumatisme antérieur, mais que c'est une malformation congénitale en rapport avec un arrêt de développement du vagin.

Cette valvule, à siège fixe, à forme constante, est une preuve de plus en faveur de la théorie qui assigne au vagin une triple origine : la portion supérieure se développant aux dépens de l'extrémité des canaux de Müller, la partie inférieure provenant de la dépression vulvaire, et la partie moyenne résultant de la résorption de la cloison recto-vésicale qui sépare les deux segments supérieur et inférieur.

Pour remédier à cette malformation et faire disparaître les conséquences qui en résultent, M. Laroyenne conseille de débrider la valvule à son milieu, dans le point où elle a le plus de hauteur.

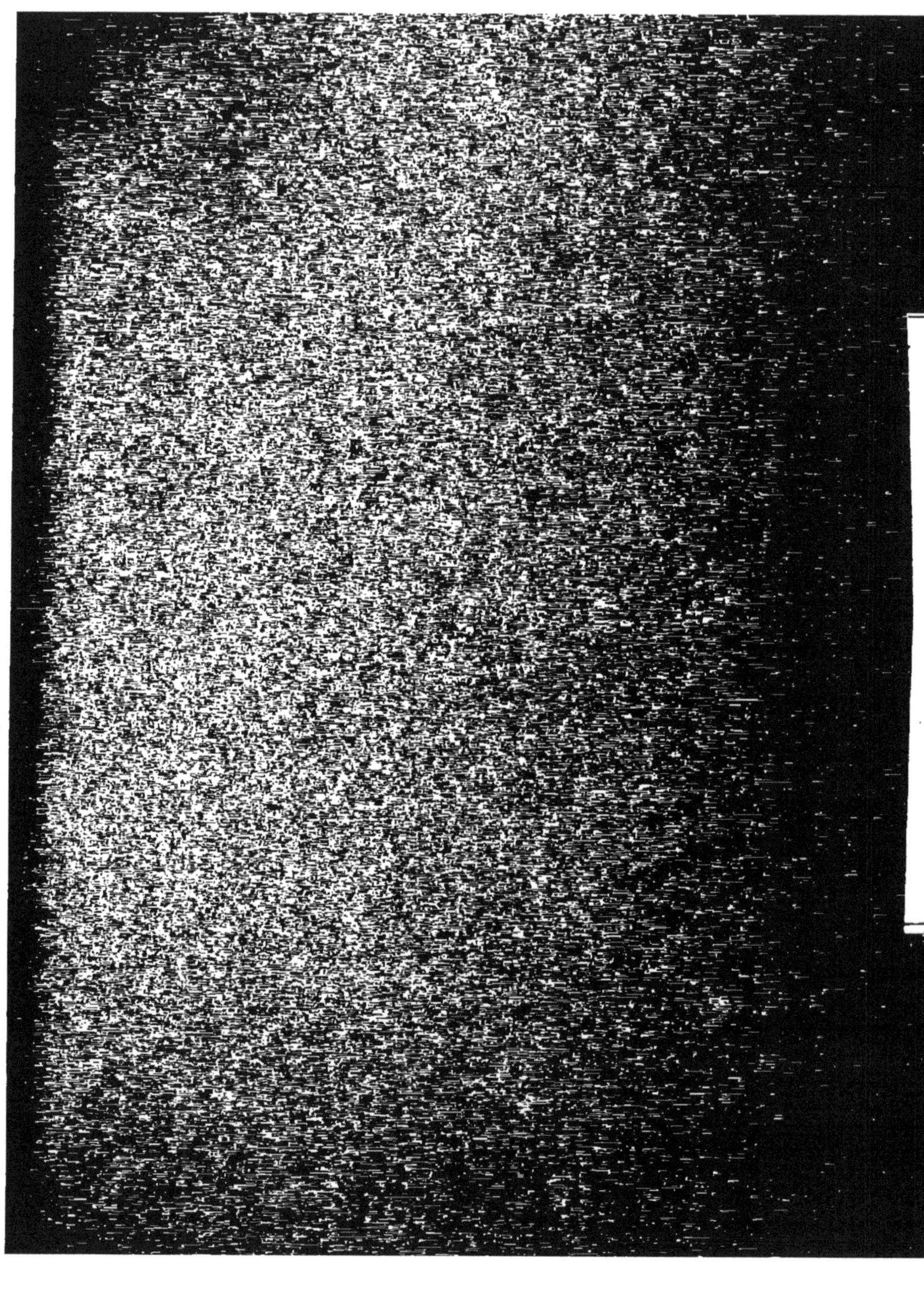

www.ingramcontent.com/pod-product-compliance
Ingram Content Group UK Ltd.
Pitfield, Milton Keynes, MK11 3LW, UK
UKHW020226200726
13856UKWH00004B/1630